ESSAI

SUR LES

EAUX DE POUGUES

(PRÈS NEVERS)

OBSERVATIONS

concernant

LEURS PROPRIÉTÉS MÉDICINALES DANS PLUSIEURS AFFECTIONS CHRONIQUES, ET EN PARTICULIER DANS LA GASTRALGIE

PAR

M. LE Dr H. MARTIN

Médecin-Inspecteur des Eaux minérales de Pougues.

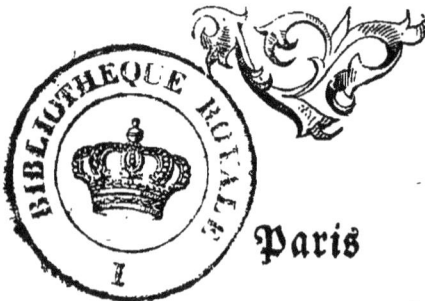

Paris

CHEZ J.-B. BAILLIÈRE,

13 bis, rue de l'École de Médecine;

FORTIN, MASSON ET Cᵉ,
et 17, rue et place de l'École de Médecine.

BECHET ET LABÉ,
4, place de l'École de Médecine.

1840

ESSAI

SUR LES

EAUX DE POUGUES

(PRÈS NEVERS).

———◦●◦———

Les eaux de Pougues ont eu le sort de celles de Baréges ;
elles ont éprouvé beaucoup de vicissitudes. Après les avoir
vantées jusqu'à l'excès, on les a négligées, mises en oubli et
presque abandonnées. Fréquentées jadis par des princes
énervés et souffrants, par des reines stériles ou malades
qui après ce voyage souvent redevenaient fécondes, par
des grands seigneurs débauchés obtenant d'elles leur guérison et quelque énergie nouvelle, elles eurent vers la fin
du xviiie siècle la destinée des institutions aristocratiques :
on les délaissa, comme rappelant trop les mœurs d'un autre
âge, et de célèbres souvenirs qu'alors on proscrivait.
Mais le temps de l'impartiale justice est enfin venu pour
elles ; les préventions absurdes dont elles ont souffert com-
mencent à s'éteindre. Déjà plusieurs médecins à l'exemple du docteur Marjolin, ont rendu à la source de
Pougues leur confiante estime : les meilleurs et plus ré-
cents ouvrages sur les eaux, ceux de MM. Alibert, Isidore
Bourdon et Patissier, vantent sans complaisance ses ver-

1.

tus ; et peut-être la mode, quelquefois judicieuse en ses caprices, finira-t-elle par lui rendre la vogue qu'elle a eue jadis, cette vogue si versatile, mais si enviée, que plusieurs sources minérales ont conquise sans autant la mériter que celles de Pougues.

Dès 1605, il y a 235 ans, Jean Banc, docteur en médecine, exerçant son art à Moulins en Bourbonnais, c'est-à-dire au voisinage de plusieurs sources aujourd'hui fameuses, rendait néanmoins honneur et justice aux eaux de Pougues, en les proclamant les premières et les plus efficaces de la contrée. Traitant des eaux naturelles et médicamenteuses, dans un livre que l'esprit prétentieux du temps lui faisait consacrer aux Nymphes françaises, ce savant docteur plaçait au premier rang les eaux de Pougues, « parce « que, disait-il ingénument, ces eaux potables et médica- « menteuses, et d'une bienfaisance sans pareille, ont le « mieux pris nom, rang et réputation de nostre temps en le « royaume de France ; elles font tant de bien à la santé, « poursuit-il, et si sûrement décamper plusieurs maladies, « que j'ai jugé estre raisonnable de parler d'elles *avant tou-* « *tes* : et tout ainsi je les ay posées comme chef et modelle « de celles de même qualité, en ce royaume de France. »

De la part de Jean de Banc, c'était faire preuve d'esprit de justice et d'une expérience judicieuse et consommée ; mais ce dont cet ancien médecin d'une si naïve sincérité trouvait superflu d'informer le public, c'est que les eaux de Pougues, qui ne sont guère qu'à 50 lieues de Paris, jaillissent non loin de Nevers et de La Charité-sur-Loire, sur le bord de la grande route de Lyon, au voisinage de plusieurs résidences délicieuses, au milieu de sites ravissants, en face d'un fleuve majestueux, et dans une contrée si bien exposée, si bonne à habiter, si parfaitement salubre, que le choléra de 1832 n'en a jamais approché, non plus qu'aucune autre maladie épidémique.

Ainsi il suffit d'une seule journée pour se rendre à Pougues, au lieu de ce long, dispendieux et fatigant voyage
d'une semaine auquel il faut se résoudre, quand il est question des eaux de l'Allemagne ou de celles des Pyrénées.

L'établissement de Pougues, récemment réédifié, n'a rien
de somptueux ; mais on y trouve toutes les choses nécessaires à la vie, des logements commodes, la plupart d'une
construction moderne ; une nourriture saine et diversifiée,
des promenades agréables, des sites magnifiquement pittoresques, des livres sérieux et frivoles, en un mot tous les
genres de distractions et d'amusements en usage dans les
établissements de même nature. Nous devons encore ajouter
que, prenant en sérieuse considération nos devoirs de médecin-inspecteur, nous résidons à Pougues où nous sommes
propriétaire. Et comme il n'y a près de nos eaux qu'un médecin consulté, qu'un maître obéi, il s'ensuit qu'on n'y
rencontre aucune de ces rivalités ardentes, aucun de ces attristants conflits qui rendent la vie des eaux si désagréable,
et quelquefois même si inquiétante et si dangereuse, le malade étranger qui arrive ne sachant pas toujours à qui donner sa confiance, ni, entre deux avis contrastants, auquel il
doit déférer.

Pougues offre donc tous les avantages généraux qui importent à la commodité, au bien-être, et même à l'économie.
Proximité de la capitale et de plusieurs grandes villes, air
salubre, eau d'une pureté parfaite, habitations saines, horizon vaste et richement orné, vallon charmant que traverse la route de Lyon, cours imposant de la Loire en perspective, végétation magnifique, châteaux et jolis villages
gracieusement disposés en amphithéâtre sur le penchant des

coteaux voisins, population affable et hospitalière, terrain
d'une fertilité inépuisable ; le bourg de Pougues avec sa
poste aux lettres, sa poste aux chevaux, ses bateaux à va-
peur, ses berlines, ses malles-postes et ses diligences, ses réu-
nions journalières dans la maison des eaux, ses bains moder-
nes et ses douches, ne laisse quasi rien à désirer, même aux
visiteurs les plus difficiles. Ce serait assez sans doute pour
qu'on se plût à Pougues, pour qu'on visitât ce lieu par plai-
sir ; ce serait trop peu pour y amener des malades. Le seul
aimant qui les y attire, ce sont nos sources minérales, dont
il est temps que nous disions la composition chimique, les
propriétés médicinales, les vertus avérées.

Les sources de Pougues sont au nombre de deux, et de
deux espèces fort différentes. La première des sources et la
plus abondante, celle à qui Pougues doit sa célébrité et de-
vra sa fortune, celle qu'on connaissait autrefois et que le
docteur Banc, ainsi que nous l'avons dit, plaçait au premier
rang des eaux de son espèce, est alcaline, ferrée, très gazeuse, et les principes salins en sont nombreux, sans comp-
ter ceux de ses éléments que la chimie toujours indécise, surtout quand elle opère loin des sources, n'a pu encore dé-
couvrir ou caractériser.

Cette source a une origine tellement ancienne, qu'il serait
impossible d'en fixer la date. Les chimistes de la vieille
Académie des sciences, Duclos et Geoffroy, en essayèrent
l'analyse ; mais il était réservé à l'habile chimiste Hassenfratz de rendre cette analyse plus complète. Le travail
d'Hassenfratz parut précisément à l'époque où les eaux de
Pougues furent à peu près délaissées, nous voulons dire
en 1789. Ce qui prouve, malgré l'engouement du siècle
pour la chimie, que cette science a réellement peu fait pour
la fortune de nos sources.

Cependant l'Académie royale de médecine, pour l'acquit d'un de ses devoirs, a voulu vérifier à son tour à quels principes les eaux minérales de Pougues sont redevables des précieuses vertus dont elle les sait pourvues, et qu'elle a eu tant d'occasions d'apprécier. A cet effet, deux chimistes distingués, alors membres l'un et l'autre de la commission des eaux minérales, ont soumis les eaux de Pougues à une nouvelle analyse, et voici quels résultats ces deux savants ont obtenus.

Froide, ne marquant que 12° c., mais constamment bouillonnante à la source, par l'effet du dégagement perpétuel de l'acide carbonique, et peut-être aussi d'une faible quantité d'azote, l'eau de Pougues est plus pesante que l'eau ordinaire dans la proportion de trois millièmes et quelques fractions. Limpide au moment où elle jaillit du sol, elle se trouble ensuite au contact de l'air, et finit par déposer quelques flocons ocracés, en même temps qu'elle donne spontanément naissance à quelques rhombes cristallins de carbonate de chaux.

L'eau mise en bouteille et hermétiquement renfermée se transporte aisément loin de la source sans aucune altération. Sa saveur est aigrelette et fort agréable. Mille grammes de l'eau gazeuse de Pougues ont donné à MM. Boulay et O. Henri:

	Grammes.
Acide carbonique libre.	1 5,829
Carbonate de chaux.	0 9,240
Carbonate de magnésie.	0 5,760
Carbonate de soude anhydre (avec des traces sensibles de carbonate de potasse).	0 4,500
Sulfate de soude anhydre.	0 2,700
Sulfate de chaux.	0 1,904

Grammes.

Chlorure de magnésium.	. . . .	0 3,500
Silice et alumine.	. . . .	0 0,350
Phosphate de chaux ou d'alumine,		traces sensibles.
Peroxide de fer.	. . . .	0 0,204
Matière organique.	. . . .	0 0,300

Les substances fixes sont donc pour 1,000 grammes de 2 grammes 8 milligrammes et quelques fractions.

Cette composition, fournie par l'expérienee, conduit à considérer l'eau de Pougues intacte, ainsi composée :

Acide carbonique libre [1] 1/3 de litre environ, où		0 5,957
Bicarbonate de chaux.	. . . .	1 3,269
Bicarbonate de magnésie.	. . . .	0 9,762
Bicarbonate de soude anhydre (avec traces de sel de potasse).	. . . .	0 6,762
Bicarbonate de peroxide de fer.	. . . . . .	0 0,206
Sulfate de soude anhydre.	. . . .	0 2,700
Sulfate de chaux.	. . . .	0 1,800
Chlorure de magnésium.	. . . .	0 3,200
Matière organique soluble (glairine).	. . . .	0 0,300
Phosphate de chaux ou d'alumine,		des traces.
Silice et alumine.	. . . .	0 0,350
Eau pure.	. . . .	995 5,694
Total	. . . .	1,000 0,000

Quant à l'autre source, la découverte en est récente, puisqu'elle date de 1833. L'analyse n'en a encore été qu'ébauchée; cependant M. Orfila, dans un de ses voyages,

---

[1] A la source, cette proportion d'acide carbonique est plus considérable. Quant aux principes essentiels, cette analyse diffère si peu de celle d'Hassenfratz, antérieure de cinquante années, qu'on peut en conclure que la composition de nos eaux n'a nullement changé depuis un demi-siècle.

y a reconnu la présence du fer et de plusieurs carbonates alcalins, outre que la couleur noirâtre que reçoit de son contact le plomb décapé, et aussi l'odeur soufrée qu'elle dégage, font conjecturer qu'elle renferme d'un gaz légèrement sulfuré. On la nomme en conséquence la source sulfureuse, en attendant qu'on ait plus précisément constaté jusqu'à quel point cette dénomination lui est légitimement due. Cette dernière source est exclusivement consacrée à alimenter les bains et les douches de l'établissement. Une fois échauffée, on dirige l'eau dans des conduits fermés vers les cabinets de bains, dont elle abreuve à elle seule les quatorze baignoires, ainsi que trois douches, une desquelles est ascendante.

La grande et vraie source, celle dont les eaux sont acidules et très gazeuses, n'est employée qu'en boisson, soit qu'on la prenne pure ou coupée avec des sirops, des tisanes, du vin ou du lait. L'effet de cette eau est toujours très marqué ; elle est, comme nous le disait, il y a quelques années, M. le duc de Praslin, le meilleur, le plus doux breuvage qui soit pour les digestions, pour l'estomac. Effectivement, il n'y a pas une seule eau minérale qui rende l'estomac plus dispos, pas une qui lui cause moins de fatigues.

Sans doute l'eau de Pougues est un peu moins alcaline que celle de Vichy, mais elle est bien plus l'amie de l'estomac ; elle a toute la légèreté de celle de Bussang avec des principes plus riches et une plus grande abondance de gaz acide carbonique.

Elle a quelque similitude avec la source du Pouhon, celle des sources de Spa où se puise toute l'eau de ce nom qu'on exporte dans les diverses contrées de l'Europe ; encore est-elle plus digestive que celle de Spa, et moins blessante pour le pylore.

Les maladies à la guérison desquelles les eaux de Pougues
se montrent le plus propices sont les suivantes : 1° la gravelle et les calculs urinaires commençants ; 2° les autres
affections chroniques des voies urinaires ; 3° la chlorose,
les pâles couleurs, certains flux chroniques et quelques
engorgements de glandes ; 4° les engorgements non fébriles
du foie, de la rate ou des ganglions du mésentère ; 5° les
gastrites-chroniques, mais plus spécialement cette espèce de
gastrite nerveuse ou de gastrodynie tourmentante à laquelle
on a donné le nom de *gastralgie* ; 6° cette affection analogue
des intestins qui a reçu le nom d'*entéralgie* : deux genres de
maux que personne n'a mieux caractérisés et décrits que
M. le docteur Barras. — Dans ces deux dernières affections,
toujours sans inflammation réelle et sans fièvre, où chaque
phase de la digestion devient l'occasion de souffrances in-
nombrables qui n'auraient rien de constant que leur retour
après chaque repas, si ce n'étaient la tristesse, le dépérisse-
ment, et cette espèce de langueur et d'apathie qui les escor-
tent ; dans la gastralgie et l'entéralgie, nous le répétons,
rien ne réussit aussi bien, aussi promptement, ni aucun
remède ni d'autres eaux minérales, que les eaux gazeuses de
Pougues.

Nous nous permettons de citer à cette occasion, sans
toutefois accepter toutes les choses personnellement flat-
teuses qu'il renferme, le fragment d'une lettre qu'un de
nos anciens malades, homme d'esprit beaucoup trop recon-
naissant envers nous, écrivait dernièrement à un de ses
amis auquel il recommandait nos eaux minérales. Voici ce
fragment : « . . . . C'est à cette merveilleuse
« propriété qu'elles ont de calmer les maux nerveux de
« l'estomac et des intestins, que les eaux de Pougues doi-
« vent leur nouvelle et juste réputation et leur moderne

« établissement ; leur inspecteur actuel, qui en est aussi le
« nouveau fondateur, n'ayant dû qu'à elles, vers 1825, le
« rétablissement de sa santé, c'est-à-dire la guérison d'une
« gastralgie affreuse qui mettait ses jours en péril... Au
« reste, poursuit-il obligeamment, le docteur Martin a réa-
« lisé à Pougues ce que l'abbé Béségua fit jadis pour Saint-
« Sauveur, eau célèbre des Pyrénées. Dans les deux cas,
« la gratitude du malade guéri a fondé la renommée du re-
« mède. Sans doute, pour compléter l'analogie, ajoute-t-il,
« le nom du digne inspecteur restera consacré à Pougues,
« comme l'a été à Saint-Sauveur celui du professeur Bésé-
« gua. C'est sans contredit une chose fort morale que cette ré-
« ciprocité de bienfaits engendrée par la reconnaissance. »

Nous venons maintenant à l'histoire de notre propre maladie, que nous demandons la permission de citer ici, car
c'en est le lieu.

D'une constitution robuste et excellente, d'un esprit
assez actif, et âgé alors de vingt-huit ans, nous pratiquions
avec zèle la médecine en province, en supportant méritoire-
ment toutes les fatigues que cette dure profession comporte,
lorsque nous éprouvâmes les principaux symptômes d'une
gastrite. Douleur vive à l'épigastre, pesanteur et sensibilité
vers l'estomac, vomissements fréquents durant nos voyages, pulsations désordonnées vers les tempes, insomnies
réitérées, rougeur de la langue partout fendillée à sa sur-
face; digestions laborieuses et troublées, nutrition impar-
faite, appétit perdu : tels étaient les symptômes inquiétants
qui nous engagèrent à venir consulter en toute hâte les
meilleurs médecins de Paris. Là, les avis ne furent point
unanimes ; beaucoup s'en fallait. Si les uns opinaient pour
une vraie gastrite, d'autres s'arrêtaient à l'idée d'une simple gastralgie ou d'une gastrodynie. Il en était même

qui ne voulaient voir en nous ni gastrite ni gastralgie, sans pouvoir nier toutefois que nous fussions très malade. C'était en 1824, les doctrines du célèbre docteur Broussais étaient toutes puissantes, et nous étions des premiers et des plus obstinés à leur accorder pleine créance, tant nous en admirions l'auteur. Nous commençâmes donc par essayer du traitement conseillé par le grand maître : les saignées, des sangsues à plusieurs reprises, les cataplasmes adoucissants, les bains, l'eau d'orge blanchie par du lait, et de plus la diète, rien ne fut négligé. Il est juste de dire qu'après avoir fait usage de tous les moyens antiphlogistiques, notre maladie ne conservait rien d'inflammatoire; mais guéri, nous étions loin de l'être. L'estomac, tout aussi sensible qu'auparavant, ne supportait rien de nourrissant, rien de tonique; il se refusait aux liquides comme aux solides, et donnait lieu incessamment à divers phénomènes maladifs : rapports, régurgitations, dégoûts, sensations pénibles, appétits insolites. A tout cela se joignait encore la maigreur; l'altération des traits, la fatigue, le sentiment d'un poids énorme dans la région épigastrique, enfin une extrême faiblesse. Plusieurs médecins de la capitale, et des plus célèbres, furent alors consultés; divers traitements, ayant pour base les toniques, les excitants, les révulsifs, furent mis en usage : rien ne réussit. L'estomac, quoi qu'on fît pour le rendre plus tolérant, ne permettait que le lait pur ou coupé, et ce triste état dura longtemps; enfin, les mêmes maux continuaient toujours sans s'améliorer. Le célèbre Antoine Dubois, de qui nous avions été l'élève et le disciple, me conseilla l'usage des eaux de Néris, ajoutant que nous irions au Mont-d'Oor si Néris se montrait insuffisant.

- Néris ne me donna aucun soulagement et le Mont-d'Or lui-même, bien que nous y trouvassions les inestimables conseils du docteur Bertrand, lui si sage, si expérimenté, n'eut que peu d'effet sur nous. Après deux années de ce traitement thermal, nous avions encore la plupart de nos souffrances, et l'estomac la même susceptibilité.

Ce fut alors qu'heureusement nous allâmes à Pougues, d'après le conseil d'un grand médecin. Pougues, à cette époque, était encore plus malade que nous. Dans quel état nous trouvâmes les eaux de Pougues ! un établissement délabré, réduit à quelques ruines misérables ; une source nue, pas de médecin, pas de malades, pas un seul visiteur ! l'abandon était complet. Mais soutenu par la confiance, ce puissant auxiliaire des remèdes et du médecin né pour l'être, je me mis à boire de l'eau de Pougues. Nous coupions ce breuvage si agréable, tantôt avec de l'eau d'orge, tantôt avec du lait. Mais nous n'en prenions que deux ou trois verres par jour, jamais au-delà : et tous les douze ou quinze jours j'interrompais tout traitement ; je prenais du repos et déroutais ainsi l'habitude, laquelle aurait fini par ôter au remède ses vertus, en familiarisant mes organes à son action.

Ce simple traitement, que j'ai continué trois grands mois avec interruption constante de quinzaine en quinzaine, m'a seul rendu l'usage des aliments, ainsi que la faculté de les digérer sans douleur. L'année suivante, nous continuâmes le même traitement avec le même succès ; et à quelque temps de là il me fut possible de reprendre l'exercice de la médecine, ayant alors recouvré ma santé et ma vigueur d'autrefois.

Nous possédons un assez grand nombre d'observations analogues à celle qui nous est personnelle, pour nous croire autorisé à conclure que les eaux de Pougues sont on ne peut plus efficaces dans le traitement des gastralgies, comme aussi dans la convalescence laborieuse des vraies gastrites.

Nous pouvons de même affirmer qu'elles conviennent essentiellement après les fièvres intermittentes , surtout lorsque la rate ou quelque autre viscère du ventre reste engorgé par les effets soit de la fièvre quand elle a duré longtemps, soit du remède dont on s'est servi pour l'interrompre et la couper. C'est dans de pareilles circonstances que nous avons tiré un heureux parti de l'emploi simultané de nos eaux et de ventouses assez persévérantes pour se scarifier d'elles-mêmes , sans le secours du bistouri ; il n'est besoin de dire que nous appliquons les ventouses vis-à-vis et le plus près possible des organes malades et engorgés. Plus d'une fois aussi les eaux de Pougues ont procuré une issue prompte et facile à des calculs biliaires que le remède de Durande n'avait pu déplacer ni dissoudre. Souvent elles ont aidé à guérir des jaunisses tenaces, tant elles facilitent le cours de la bile et ont d'action sur cette humeur, qu'elles paraissent fluidifier.

A l'égard de la gravelle et des calculs urinaires commençants, personne ne met en doute les bons effets de nos eaux dans ces affections si graves et que la chirurgie n'attaque pas toujours aussi impunément qu'on se l'imagine. On sait que Henri III, alors qu'il éprouvait des coliques néphrétiques, fut envoyé à Pougues par Miron et Pigré ses médecins ; et la tradition a appris que ce prince revint guéri. Un ancien médecin de Rouen, le docteur Duval, qui écrivit sur les eaux minérales vers 1608 ou 1609, peu de temps après que Henri IV était venu à Pougues pour se remettre de ses fatigues, raconte qu'il a vu rendre par des malades qui usaient des eaux de Pougues depuis plusieurs mois, des pierres plus longues et plus grosses que des *pignons*. Ces pierres ou calculs, ajoute-t-il, descendaient des reins et s'en allaient par les urines. Il a vu d'autres malades qui rendaient des pierres aussi grosses que de bonnes *febues* (fèves). Il n'y a pas encore fort longtemps qu'un avocat d'Avallon rendit par l'effet des eaux de Pougues un calcul fort gros qui lui causait de grandes souffrances. Les doses notables des carbonates alcalins que ces eaux contiennent, rendent au reste de pareilles cures parfaitement explicables.

Il est de même très avéré que les eaux de Pougues ont souvent remédié aux difficultés d'uriner, soit en redonnant du ressort à une vessie fort affaiblie, soit en guérissant un catarrhe vésical chronique, ou bien encore en supprimant un ancien flux gonorrhéique. Certes, il faut être bien novice dans la médecine des eaux pour se persuader naïvement que ces breuvages agissent toujours chimiquement sur nos organes, en donnant naissance à de nouveaux mixtes ou produits. Comme ont raison de le dire le docteur Prunelle et le docteur Noyer, elles agissent surtout sur les propriétés vitales, sur la sensibilité latente des organes, sur la tonicité des petits vaisseaux, et sur la contractilité manifeste du canal digestif et de la vessie.

Mais une autre propriété des eaux de Pougues, propriété que leur nature ferrugineuse rendait déjà vraisemblable, c'est d'agir sur le cœur pour en accélérer les mouvements, sur la circulation pour la rendre plus active, sur l'estomac dont les fonctions sont ainsi améliorées, activées, sur les forces, pour ajouter à leur énergie, sur la vie entière pour lui communiquer plus d'harmonie et plus d'indépendance, c'est à dire une santé plus robuste et plus parfaite, enfin plus de durée, moins d'entraves et moins de souffrances. Ces eaux, en effet, calment les palpitations nerveuses, remédient à la chlorose des jeunes filles, suppriment la leucorrhée, redonnent des forces et des désirs; pourquoi donc s'étonnerait-on si elles remédient à la stérilité[1]? Catherine de

[1] Voir le *Guide aux Eaux minérales de la France* par M. Isidore Bourdon.

Médicis n'eut pas lieu de croire chimériques les propriétés de ce genre que ses médecins attribuaient aux eaux de Pougues, et elle put s'applaudir d'avoir suivi leurs conseils.

Il n'y a pas jusqu'aux hommes, dont les eaux ferrugineuses de Pougues ne réveillent la vitalité et n'attisent ardemment la puissance sexuelle. Le prince de Conti, vers le milieu du 18e siècle, en put vérifier l'efficacité sous ce rapport, non moins que J.-J. Rousseau qui l'accompagnait, obligé qu'était alors ce philosophe de s'exiler de Paris afin de soustraire l'auteur d'*Emile* aux foudroyantes censures de la Sorbonne et de la cour. Nous dirons en passant qu'on montre encore à Pougues, ainsi qu'on le fait à l'ermitage de Montmorency et à Ermenonville, la petite maison aujourd'hui fort célèbre, fort visitée, qu'habita Rousseau à l'époque où le prince de Conti, malade, l'emmena à Pougues à sa suite et lui fit prendre les eaux à son exemple.

Un médecin qui écrivait vers le commencement du 17e siècle, voulait exprimer les mêmes choses quand il disait que, placées sous l'influence de Mars, les eaux de Pougues dissuadent de la stupeur et de l'engourdissement, guérissent l'atonie et remédient à l'espèce de débilité qui résulte de certains excès. Cet ancien auteur allait jusqu'à assurer qu'elles rendent à souhait les forces juvéniles, et qu'après avoir fait le voyage de Pougues il n'y a de vieillards que ceux qui veulent l'être absolument.

Concluons déjà de ce qui précède que nos eaux de Pougues ont plus de vertus qu'il n'en faut pour atteindre aux succès les plus élevés et pour récupérer leur vogue d'autrefois.

OBSERVATIONS

concernant

le bon effet des **Eaux de Pougues** dans la **GRAVELLE** et dans
quelques autres affections des voies urinaires.

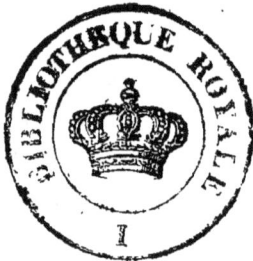

Ire *Observation.*

M. Vigoureux, négociant âgé de 40 ans, homme d'une vie
très active, avait éprouvé dès l'âge de 15 ans des douleurs
vives au-dessus de la hanche droite et profondément : cette
douleur semblait quelquefois se prolonger jusqu'à la région
des reins de ce côté droit. Les urines, à la suite des grands
exercices, après des voyages à pied ou en voiture, deve-
naient rouges, étaient comme teintes de sang. Après avoir
consulté à Paris, après avoir éprouvé quelque soulagement
par l'usage de bains domestiques, de cataplasmes, de liniments, différents topiques qu'on avait conseillés au malade
dans la pensée bien arrêtée que l'affection était rhumatismale
ou inflammatoire, M. Vigoureux se trouva plus mal. A la
suite de coliques violentes et d'une grande faiblesse, il rendit
un gravier. — M. le docteur Finot, médecin du malade,
l'envoya à Pougues. Les digestions alors étaient pénibles,
l'appétit perdu, toutes les fonctions troublées, les forces
affaiblies. Le malade prit chaque jour de deux à six verres
de l'eau alcaline-gazeuse de la grande source, chaque jour

aussi un ou deux bains avec l'eau minérale non mitigée, et de plus des douches sur la région des reins. — Au bout de quelques jours le mieux était déjà manifeste. Les urines étaient devenues abondantes et parfaitement limpides, l'appétit redevint excellent, les digestions étaient faciles et s'effectuaient sans douleur ; l'embonpoint, jusque là fort compromis, fit en quelques semaines de bons et sensibles progrès. Enfin, à son départ de Pougues, le malade n'était plus reconnaissable.

M. Vigoureux, bien que peu souffrant, est depuis venu passer deux saisons à Pougues, et chaque fois il s'est parfaitement trouvé de ce traitement. Il n'a plus éprouvé de douleurs néphrétiques ni vives ni légères, tant la guérison est parfaite.

11ᵉ *Observation.*

M. Guiard, avocat à Avallon, éprouvait à l'âge de 30 ans de violentes coliques néphrétiques. A ces coliques, se propageant jusqu'à la vessie et sympathiquement quelquefois jusqu'à l'urètre, il se joignait une agitation extrême, la rétraction du cordon testiculaire gauche, des vomissements bilieux, et même un commencement d'ictère. — Après le sage emploi des moyens antiphlogistiques, saignées, bains simples mais prolongés, breuvages émulsifs, etc., le malade fut envoyé à Pougues par le savant docteur Finot. Au bout de quelques jours passés à Pougues, où le malade prenait régulièrement toutes les 24 heures plusieurs verres d'eau gazeuse, de même qu'un bain et une douche, il rendit un gravier volumineux ; dès lors l'amélioration fut décisive : les coliques, l'ictère, le trouble général, la lassitude, tout disparut rapidement. — L'année suivante, le même malade éprouva de nouvelles coliques, que les eaux de Pougues dissipèrent en quelques jours. Cependant les douleurs revinrent ensuite, les urines se teignent de sang, et pendant que le malade est au bain, il rend par l'urètre un petit calcul de la grosseur d'une aveline. Quinze jours passés à Pougues, après le calcul rendu, redonnèrent à M. Guiard du calme, du bien-être, un bon sommeil, de l'appétit, des digestions parfaites. Je reçois souvent des nouvelles de cet ancien malade : sa santé est maintenant solide.

Nous pourrions citer, au nombre des malades que nos eaux ont délivrés d'affections urinaires, graviers, coliques néphrétiques, etc. :

1° M. Delahaye, rentier, âgé de 50 ans, demeurant à Paris, rue Boucherat, n° 32. Nos eaux lui ont fait rendre plusieurs graviers, et l'ont délivré des violentes douleurs néphrétiques qu'il ressentait depuis des années.

2° M. Bourré, d'Avallon, 48 ans. Il me fut envoyé à Pougues par M. Finot, ancien député. M. Bourré a aussi rendu des graviers à Pougues, et il a recouvré la santé.

3° M. Coquille, de Saint-Saulge, homme de 50 ans. Il a suivi trois traitements à Pougues; il a rendu plusieurs graviers. Nos eaux l'ont toujours soulagé.

4° M. le duc de Praslin, pair de France, 50 ans; tempérament bilieux et sanguin. M. de Praslin a éprouvé de si bons effets des eaux de Pougues que, au milieu des plus violentes coliques néphrétiques, il s'est souvent fait transporter en bateau jusqu'à notre source, qu'il considère comme l'unique remède à ses douleurs. Il y trouvait aussitôt du soulagement ; et lorsqu'il partait, il faisait avant de nous quitter jusqu'à 12 lieues à pied, comme pour mieux nous

2.

prouver le bon état de sa santé. Le malade avait, avant de venir à Pougues, vainement fait usage des eaux du Mont-d'Or pendant deux ans. Quand M. le duc reste une année sans venir à Pougues, les affaires politiques le retenant à Paris, il éprouve ensuite plus de douleurs que de coutume.

5° M. Aubertot, de Vierzon, 65 ans. Calculeux, taillé déjà trois fois, deux fois à Paris, et une fois à Orléans, prend avec avantage les eaux de Pougues depuis sa dernière opération. Il se trouve mieux de nos eaux, dit-il, que de celles de Contrexeville. Il les préfere même à de plus célèbres que celles de Contrexeville, nous le savons; mais il a la politique de s'en taire. Elles lui font rendre de petits graviers d'acide urique très nombreux.

6° M. Maingasson, conservateur du canal de Briare, 44 ans. — Coliques néphrétiques, gravelle. Ce malade a éprouvé une grande amélioration à Pougues. Nos eaux lui font rendre des graviers, rétablissent promptement ses digestions et lui restituent de l'embonpoint.

7° M. Desforges, de Sancerre, 30 ans. Gravelle et coliques néphrétiques; soulagé, mais non entièrement guéri à Pougues. Il a cependant pris nos eaux quatre années consécutives. Nos douches surtout lui enlèvent soudainement la douleur des reins, mais seulement pour quelques mois. Peut-être aussi se joint-il du rhumatisme à l'affection principale. Cela m'a paru probable.

8° M. Houdaille, 74 ans; — M. Jolly, 63 ans; — M. Cusshans, Anglais, de 65 ans; — M. de l'Espinasse, de Paris, 30 ans; — M. Ponnetrat, 70 ans, et vingt autres malades d'un âge plus ou moins avancé, nous sont envoyés à Pougues pour des catarrhes chroniques de la vessie, plusieurs desquels ont eu pour cause des coarctations du canal urinaire, et quelquefois des essais infructueux de cautérisation urétrale. La plupart, bien que très âgés, éprouvent de bons effets de nos eaux, sinon une guérison toujours parfaite. Toutefois, il en est qui s'en vont tout à fait guéris de leur catarrhe, en particulier et nommément M. Jolly, un de ceux que nous venons de citer, lequel nous écrivait, après la dernière saison qu'il a passée à Pougues, qu'il n'éprouvait plus ni catarrhe, ni douleurs, ni difficulté d'uriner.

———

Il nous serait bien facile d'affirmer ici que nos eaux guérissent la *goutte atonique* comme la gravelle, et nous pourrions en toute vérité citer quelques exemples de pareilles cures obtenues à Pougues. Mais ce sont là des prétentions qui réussissent assez mal à ceux qui les affichent, et auxquelles l'Académie de médecine ne souscrit encore que d'une manière fort ambiguë. Il est aisé de voir que cette célèbre société, le seul juge compétent en semblable matière, n'accorde qu'une demi-confiance aux guérisons merveilleuses et mêlées d'insuccès qu'on défère périodiquement à son approbation. La goutte est une maladie si dissemblable en ceux qu'elle affecte, si variable dans sa marche, si rebelle ou si inconstante à l'action des remèdes, et surtout d'une nature encore si peu connue, que nous aurions scrupule à nous targuer de la guérir. A l'exemple de l'Académie, nous demanderons sincèrement à l'expérience de nouveaux éclaircissements.

OBSERVATIONS

concernant

l'effet utile des Eaux de Pougues dans les **CALCULS BILIAIRES**
et les douleurs hépatiques.

IIIe *Observation.*

Madame Chansomme, de Châtillon (Nièvre), âgée de
34 ans, et menant une vie très sédentaire, éprouvait des douleurs violentes vers la région du foie, et des vomissements
bilieux auxquels se mêlait quelquefois du sang. Après divers
traitements à peu près infructueux, cette dame nous fut
envoyée à Pougues. Madame Chansomme but de nos eaux
coupées, prit des bains chauffés modérément, et au bout de
quelques jours de ce traitement minéral, que secondait un
régime sévère, elle éprouva du soulagement, un mieux très
sensible ; les garderobes devinrent faciles ; elles étaient ma-
nifestement bilieuses. Les urines, sécrétées en abondance,
formaient un épais dépôt rougeâtre. C'est alors que nous
mîmes la malade à l'usage des eaux pures, et le rétablissement fut prompt. Bien qu'on n'ait pu constater dans les dé-
jections la présence d'aucun calcul biliaire, toujours est-il
que nous avons eu lieu de penser qu'elle en avait rendu,
et la malade elle-même en était persuadée.

D'autres malades, souffrant pareillement de coliques

hépatiques, avec ou sans calculs biliaires, ont éprouvé à Pougues un soulagement marqué. Nous citerons dans le nombre M. Dufau, conseiller de préfecture à Nevers ; — M. Fabert, capitaine d'artillerie, âgé de 40 ans, et qui souffrait depuis dix années ; — madame de Blanzy, qui après quatre années passées à Pougues avec adoucissement de ses maux, a fini par rendre des fragments de calculs biliaires. — Nous citerons encore madame Flamant, qui après avoir usé, à peu près inutilement, des eaux de Vichy, a retrouvé à Pougues la fin de ses douleurs et une entière guérison. — Je cite aussi M. Bichon, de Moulins, ainsi que la femme Chappé, qui éprouvaient l'un et l'autre des douleurs hépatiques en même temps que des symptômes de gravelle, et qui partirent de Pougues tout à fait soulagés, sinon guéris pour toujours.

Nous pourrions également citer un assez grand nombre de chlorotiques à qui nos eaux ont rendu la santé, en rappelant les menstrues ou les rendant plus régulières. Mais cela nous paraît superflu.

Nous noterons ici en passant, comme fait curieux, que nos eaux gazeuses ont plusieurs fois fait rendre un grand nombre de vers lombricoïdes à des malades que des médecins, pourtant distingués, nous avaient envoyés pour d'autres affections présumées. — Nous dirons avec la même sincérité que nos eaux se sont montrées fort nuisibles dans les cas, heureusement assez rares, où l'on nous avait envoyé comme de vraies gastralgies des affections déjà avancées du pylore. Nous ne saurions trop insister sur ce genre d'erreurs.

OBSERVATIONS

constatant

l'efficacité des Eaux de Pougues dans les **GASTRALGIES** et dans
diverses affections chroniques du conduit digestif.

———◆———

IVᵉ *Observation.*

Madame Dub***, jeune dame de Paris, rue d....., d'un
tempérament plutôt lymphatique que sanguin, mais d'une
constitution du reste assez bonne, ressentit, à la suite de
couches un peu laborieuses, une grande irritabilité à l'estomac et vers l'intestin grêle, organes qui déjà, depuis deux
années, la faisaient fréquemment souffrir. Divers traitements,
à plusieurs reprises, furent mis en usage par différents médecins : les sangsues, les bains gélatineux, les boissons
adoucissantes, le séjour à la campagne durant la belle saison,
rien ne fit ; la maladie continua d'être aussi vive, si même elle
ne fit dés progrès. Bientôt l'amaigrissement se joignit aux autres symptômes, les mois devinrent irréguliers, menaçant de
s'interrompre tout à fait. Les digestions se montrèrent plus
pénibles de jour en jour ; souvent même il survenait de la
diarrhée, sans qu'aucun écart de régime servît à en expli-
quer le retour, et le sommeil, toujours plus agité depuis
quelques mois, devenait incessamment plus court et moins
réparateur. Tel était l'état de cette dame lorsque M. Marjolin

lui donna le conseil d'aller à Pougues. Cet habile praticien avait déjà vérifié pour différents malades le bon effet de nos eaux dans des cas analogues.

Une fois à Pougues, madame D. se montra attentive à nos avis, et suivit avec docilité le traitement qui lui fut prescrit. Elle prenait par demi-verrées, toujours coupée avec l'eau d'orge, et cela quatre fois par jour, l'eau minérale de la grande source. Les bains aussi étaient mitigés et chauffés seulement à 26 ou à 27 degrés tout au plus. Il y eut du mieux, un soulagement très sensible et progressif les huit premiers jours. Au bout de cette première semaine, tous les phénomènes d'irritation avaient sensiblement diminué. Toutefois, voici ce qui arriva. Le neuvième jour, le dixième et le onzième, l'atmosphère, ces jours-là, étant devenue subitement humide et froide, il survint de l'irritation à l'estomac, des coliques, et même de la diarrhée, une diarrhée abondante et douloureuse.

Déjà la malade s'affligeait de cette apparente rechute et s'en inquiétait, lorsque, dès le douzième jour, cette exacerbation momentanée cessa tout à coup. Non seulement les digestions redevinrent bonnes et régulières, mais l'appétit se montra plus vif et plus franc qu'avant la rechute. Dès lors, je n'hésitai plus à permettre à la malade quelques aliments plus substantiels, des viandes blanches, des légumes frais, etc. ; ayant soin, d'ailleurs, de ne donner pour boisson, durant les repas, que l'eau pure et potable du pays, nos eaux n'étant pas de celles qu'on peut prendre indifféremment et sans repentir en toutes circonstances et à toutes doses.

Quelques jours plus tard, les menstrues, dont la malade ne savait plus l'époque, tant elles étaient devenues irrégulières et rares, vinrent à paraître tout à coup. Nous dûmes, en cette occasion, interrompre le traitement thermal tant que dura la période : nous y revînmes après quatre jours. Enfin, madame D*** se trouva si bien de nos eaux ; elle avait récupéré, grâce à elles, tant de force et de fraîcheur, un si vif appétit et de si bonnes digestions, un sommeil si tranquille, tant de santé, en un mot, qu'elle ne put s'empêcher, lors de son départ, de nous en témoigner son étonnement en même temps que sa reconnaissance. « Comment, disait-elle, tant de vertus et si peu de réputation ! Il faut croire qu'il y a incurie d'un côté, et de l'autre injustice et prévention. » Nous conviendrons volontiers que cette dame disait vrai.

Madame D*** nous avait quittés vers la mi-juillet pour voyager dans les Pyrénées ; sa santé résista aux fatigues de ce long voyage. Quand plus tard, et de retour alors dans sa famille, quelques peines morales la rendirent encore une fois souffrante, moins contente de ses digestions ; elle se mit d'elle-même à l'usage des eaux de Pougues, dont elle avait provision, et elle eut lieu de s'en applaudir. Elle buvait alors, dès le matin à jeun, deux demi-verres de notre eau gazeuse blanchie avec du lait. Grâce à cette précaution, les indispositions ne furent que passagères, bientôt même elles ne reparurent plus.

Vᵉ *Observation.*

Madame Petit, femme d'un ancien notaire de Paris, d'un tempérament nerveux-sanguin, d'une constitution forte, encore jeune, avait éprouvé une irritation vive vers le duodénum et vers le foie, des symptômes prononcés d'ictère, des vomituritions, une salivation gênante, un véritable ptya-

lisme, de l'amaigrissement, de la faiblesse, et partant beaucoup de tristesse et d'inquiétude. L'affaiblissement était enfin
devenu tel, que même pour marcher dans sa chambre, madame Petit avait besoin d'aide, quelquefois de l'aide de deux
personnes. En cet état d'affaiblissement, M. Marjolin n'hésita
pas à nous envoyer cette malade. A Pougues, madame Petit,
qui ne cessait de répéter qu'*elle allait tomber paralysée*, offrait
les caractères et les symptômes suivants :

Beaucoup de maigreur, qu'une taille élevée rend encore
plus évidente ; visage décoloré, conjonctives injectées, langue
rouge, ptyalisme continuel, pouls un peu fébrile. L'épigastre
est le siége d'un sentiment pénible ; pas d'appétit, digestions
laborieuses, nausées quelquefois, sensibilité dans la région
du foie ; de la constipation, des épreintes. Les urines sont
rouges, très rouges, et laissent un dépôt considérable. Nuits
sans sommeil, pendant lesquelles le découragement et l'inquiétude s'accroissent sur des motifs chaque nuit plus sérieux.
Il y a des douleurs contusives dans la profondeur des cuisses,
des élancements nerveux vers les talons, des fourmillements
dans les orteils ; enfin tout ce qui inspire la tristesse, tout ce
qui autorise des craintes.

Madame Petit prit nos eaux pendant trente-sept jours ;
elles les prit sous toutes les formes : en boisson, mitigées ou
pures, en bains et en douches. On y joignit des frictions, un
liniment où le camphre prédominait, et c'est tout.

Voici maintenant ce qui arriva. Dès les premiers jours
la salivation cessa, l'appétit revint, les digestions ne tardè-
rent pas à s'améliorer. Bientôt, mais plus tard, les forces
revinrent aussi, et le moral lui-même y participa. Toutefois,
jusqu'au vingt-cinquième jour, la malade ne put marcher
qu'avec le soutien de deux cannes-béquilles ; mais insensible-
ment, d'un jour à l'autre, l'énergie musculaire prit le dessus,

et les béquilles furent laissées là, comme aussi les liniments, comme le découragement, comme l'inquiétude et la tristesse. Avec de bonnes digestions et un bon sommeil, il n'est pas de faiblesse qu'on ne parvienne à surmonter chez des malades de 30 à 40 ans. L'essentiel, quand on vient à Pougues, c'est qu'on ne soit pas atteint d'une de ces lésions organiques profondes qu'aucun remède ne peut guérir. C'était heureusement le cas de madame Petit, et M. Marjolin l'avait bien jugé.

Je dois dire que j'insistai beaucoup plus sur les douches, du moment que les bains eurent rétabli les digestions. L'eau de ces douches avait une chute de 25 pieds, et on lui donnait presque toujours une température de 36 degrés R. — Quant au régime, la malade usait d'une nourriture succulente; je ne proscrivais guère que les ragoûts, les pâtisseries, les crudités et le laitage. La boisson de table se composait de notre eau gazeuse qu'un bon vin de Bordeaux rougissait et tempérait.

Quand la malade quitta Pougues, son état était excellent; elle avait repris toute sa gaieté, toute sa vivacité d'esprit. Sa famille, qui l'avait accompagnée, éprouvait un bonheur qui tenait du ravissement. Le reste de la belle saison, madame Petit le passa à une campagne près de Paris. Là, elle continua longtemps l'usage de l'eau de Pougues coupée avec le vin de Bordeaux. Plusieurs fois j'ai reçu des nouvelles de cette dame : la guérison s'est constamment maintenue : il ne reste plus de traces de l'ancienne maladie.

VIe *Observation.*

Mademoiselle Boul***, de Clamecy; 27 ans; bonne constitution, tempérament lymphatique-bilieux; souffre depuis deux ans. La malade éprouve des douleurs abdominales ; le ventre est tendu ; il y a fréquemment de la diarrhée avec coliques, souvent des vomissements bilieux, qui même parfois deviennent sanguinolents ; souvent aussi un mouvement de fièvre, avec redoublement sensible vers le soir, mais sans exacte périodicité. Les menstrues manquent depuis plusieurs mois ; le teint est jaunâtre : l'aspect de la face désignerait seul une affection déjà ancienne. Les évacuations sanguines, les bains domestiques et la diète lactée n'ayant amené aucun soulagement, et les médecins n'ayant pas encore osé recourir aux emménagogues ferrugineux, mademoiselle B*** est envoyée à Pougues vers la fin de juin 1836. A son arrivée, la malade est fort souffrante ; quelques jours de repos sont nécessaires avant de faire usage des eaux.

Je commence par prescrire l'eau gazeuse de la source par demi-verrées, conseillant d'ailleurs de la couper d'abord avec pareille quantité d'eau d'orge, plus tard avec du lait. J'augmente la dose les jours suivants, et toujours graduellement. Outre ce breuvage minéral, je fais donner tous les deux jours un demi-bain avec l'eau de la source dite sulfureuse, qu'on mitige d'eau commune et dont la température ne dépasse pas 32 degrés C. Il y a du mieux dès le sixième jour. Mais, à partir de cette époque, l'action thérapeutique des eaux se fait trop vivement sentir : il y a plus de chaleur et d'irritation, un peu de fièvre, des vomissements : je fais suspendre en conséquence le traitement minéral, et j'ordonne que des demi-bains émollients remplacent les sulfureux.

Après quelques jours de cette vive excitation, le calme revient, un calme mêlé de faiblesse. Bientôt la malade peut supporter trois demi-verres de l'eau gazeuse, coupée avec le lait. Alors l'appétit se réveille, et la malade peut digérer des aliments légers ; en quelques jours, les forces reviennent. Après dix-huit jours de ce traitement, mademoiselle B*** se trouvait déjà si bien, qu'elle retourna dans sa famille.

Revenue à Pougues au mois d'août suivant, mademoiselle B*** reprit l'usage des eaux avec un succès sensiblement marqué. Les règles, cette fois, reparurent, mais encore peu abondantes, encore peu régulières ; et ce ne fut que l'année suivante, à la suite d'un nouveau traitement minéral, que la malade récupéra toutes ses forces, ses facultés digestives, son embonpoint, sa fraîcheur, en un mot toute sa santé.

En général, et cela est surtout vrai pour nos eaux, la durée du traitement doit être proportionnée à celle de la maladie, comme aussi à la susceptibilité des malades.

VIIe Observation.

M. Remond, professeur de peinture à Nevers, est âgé de 36 ans. Quand nous le vîmes, il éprouvait depuis long-temps des maux d'estomac ; ses digestions étaient lentes et pénibles. Il toussait, en outre, beaucoup, et crachait quelque-fois du sang. Sa figure, très maigre et d'un jaune comme bistré, annonçait un état de langueur et de profonde souf-france. Déjà, depuis des années, il avait essayé de divers traitements et s'était résigné à toutes sortes de privations, mais sans aucun soulagement.

J'eus l'occasion de le voir à Nevers ; il me consulta sur sa maladie. Je l'engageai à aller prendre les eaux de Pougues ; je le trouvai prévenu contre elles. « Déjà irrité comme je le suis, me disait-il, des eaux aussi irritantes que celles de Pou-gues me seraient certainement contraires. » Cependant j'in-sistai pour qu'au moins il vînt se distraire parmi nos visiteurs, ne fût-ce qu'au moment des vacances, et ne vînt-il que pour quelques jours. Je parvins à le convaincre.

Arrivé à Pougues, et persévérant dans ses préventions, M. Remond ne consentit ni à boire des eaux, ni à prendre des bains : il ne voulait, disait-il, que se promener, respirer l'air des coteaux, vivre en oisif et se distraire ; et d'ailleurs, selon lui, raisonnant en incrédule, la promenade et les distractions formaient la meilleure partie de la thérapeutique des eaux. Beaucoup de gens raisonnent comme M. Remond, et avec aussi peu d'expérience.

Cependant, notre peintre malade avait beau se promener, s'amuser, ne rien faire ; il avait beau médire des eaux et se rire de ceux qui s'y confient, sa guérison n'arrivait point ; ses souffrances restaient les mêmes. Ennuyé de souffrir, et témoin de plusieurs cures qu'il avait crues impossibles, il prit le parti de consulter ; il finit par se soumettre. Quand je le vis docile et confiant, je le mis à l'usage de nos eaux.

Il en buvait, par mes conseils, deux grands verres de 6 onces le matin à jeun, quelquefois mitigée, le plus souvent pure. Quant aux bains, il n'en prenait point, l'atmosphère étant devenue trop humide et trop froide. Presque aussitôt, notre artiste se trouva mieux : de poids pénible vers l'épigastre, il n'en sentait plus ; l'appétit redevenait exigeant : les digestions se faisaient bien, le sommeil était parfait ; or,

Ce sont les bonnes nuits qui font les heureux jours.

Il continua ainsi pendant deux mois, prenant journellement trois verres d'eau au lieu de deux qu'il buvait d'abord. Malgré sa première incrédulité, M. Remond ne pût long-temps méconnaître le parfait rétablissement de sa santé. La poitrine ne lui causait plus ni douleurs, ni toux, ni inquiétude ; l'estomac ne montrait plus ni répugnances, ni délicatesses, ni fatigue : les aliments les plus substantiels, les boissons les plus capiteuses, il les digérait sans en souffrir. Trouvant à Pougues, alors que la société s'y réunit, de fréquentes occasions d'exercer son talent d'artiste, M. Remond est souvent revenu nous voir les années suivantes, et nous avons pu nous assurer que sa guérison était solide.

Il serait superflu de rapporter plusieurs autres observations plus ou moins analogues à l'une de celles qui précèdent. Les plus intéressantes concernent mademoiselle Clémence Demont, d'Auxerre, qui guérit également à Pougues d'une gastralgie fort grave ; — madame Niepce, de Châlons-sur-Marne, dont j'ai parlé avec beaucoup de détails dans ma brochure de l'année dernière, et dont la guérison fut aussi remarquable que celle de madame Petit ; — M. Fleury, de Paris, qui se rétablit en quinze jours d'une gastrite chronique dont il avait vainement demandé la guérison à différents traitements et à plusieurs médecins avant que M. le docteur Marjolin l'eût envoyé à Pougues ; — M. Couchard, médecin à Autun, que nos eaux délivrèrent d'une gastrite chronique compliquée de névralgie ; — M. Voisinet, médecin de Paris, qui s'est à peu près guéri à Pougues d'une gastralgie jointe à une bronchite chronique ; — la sœur Agathe, de la Charité-sur-Loire, même et heureux résultat ; — enfin plusieurs malades ayant la rate engorgée à la suite de fièvres intermittentes, entre autres MM. Marout, Lefilleul, Gueneau de Corbigny, etc., qui tous ont trouvé du soulagement à Pougues.

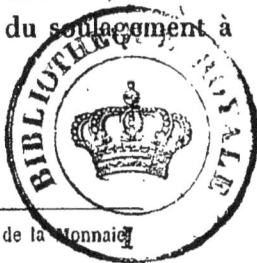

Imprimerie d'Amédée GRATIOT et Cᵉ, 11, rue de la Monnaie.

www.ingramcontent.com/pod-product-compliance
Lightning Source LLC
Chambersburg PA
CBHW070739210326

41520CB00016B/4505